I0787100

Monique Henry

La maladie d'Alzheimer

Quelles fleurs de Bach

pour accompagner
les malades et leurs proches ?

Autres ouvrages de l'auteur

Livres brochés

- Les fleurs de Bach pour vos enfants, édité chez Piktos
- Le meilleur de mon blog
- Bien vieillir grâce aux fleurs de Bach
- Votre enfant est précoce. Quelles fleurs peuvent vous accompagner ?
- Je vais au bout de mes projets grâce aux fleurs de Bach

Livres numériques

- Adolescence épanouie grâce aux fleurs de Bach
- Soyez le créateur de votre vie grâce aux fleurs de Bach
- Je suis en superforme grâce aux fleurs de Bach
- Arrêter de fumer grâce aux fleurs de Bach
- Je vais au bout de mes projets grâce aux fleurs de Bach
- Rôle et effets des fleurs de Bach
- Bien vieillir grâce aux fleurs de Bach
- Couple harmonieux grâce aux fleurs de Bach
- Le meilleur de mon blog
- Votre enfant est précoce. Quelles fleurs peuvent vous accompagner ?
- Notre enfant est handicapé

À mon grand-père
un Alzheimerien aimant!
Je sais que nous étions sa grande joie.

Avant propos

Aborder un tel sujet est très délicat et je tiens à préciser l'esprit de cet ouvrage, pour ne blesser ou inquiéter personne.

Après le livre que j'ai consacré aux seniors[1], celui-ci s'est imposé à moi comme une évidence. Mon but est de vous transmettre ce que je connais et de vous guider vers un choix judicieux de vos fleurs de Bach. Cependant, comme je le précisais déjà dans mon livre précédent, je ne veux pas donner de faux espoirs.

La florithérapie donne de très bons résultats si elle est bien ciblée. Chaque personne a besoin de fleurs bien précises et son flacon sera unique. C'est pourquoi, après avoir parlé rapidement de la maladie et des fleurs de façon générale, tout le reste du livre concernera l'Alzheimerien lui-même ainsi que les aidants.

Ce sujet m'intéresse depuis de très nombreuses années et grâce à mes formations, mes lectures, et mon expérience avec les fleurs de Bach, j'ai pu regrouper de nombreuses informations que je viens partager avec vous.

Si je déborde ici et là du sujet "Fleurs de Bach" proprement dit, c'est pour vous transmettre tout ce que je juge intéressant.

---

[1] "Bien vieillir grâce aux fleurs de Bach"

N'étant pas compétente d'un point de vue médical, il n'est pas question que j'aborde la maladie d'Alzheimer sous l'angle médical. Je préfère que vous lisiez des ouvrages spécialisés à ce sujet.

Voici les choix que j'ai faits :

- Pour simplifier, je parle du malade en employant le masculin, tout en sachant que les femmes sont concernées autant que les hommes. Je ne voulais pas compliquer le texte en proposant masculin et féminin pour chaque phrase. Et je l'appelle "L'Alzheimerien", même si je n'aime pas particulièrement l'idée de désigner une personne par sa maladie. Je me permets même de l'appeler "votre Alzheimerien", en supposant que vous, lecteur, êtes un proche et non pas l'Alzheimerien lui-même.
- Pour parler du conjoint, de la personne proche qui s'occupe du malade, ou de l'aide-soignant, j'ai utilisé le terme "aidant" qui les regroupe tous.
- Vous verrez de vous-même que certaines phrases ne peuvent pas concerner les malades en phase avancée de la maladie.
- Dans chacune des listes, tout est classé par ordre alphabétique.
- Il se peut que vous retrouviez certaines phrases dans deux paragraphes différents. Ce n'est pas une erreur de ma part et vous comprendrez mon choix en lisant le livre.
- Dernière précision : "**CLEMATIS**" écrit en majuscules, désigne la personne qui a besoin de *Clematis*, *Clematis* écrit en italique désignant l'élixir.

Comment utiliser ce livre ?

Au fur et à mesure de votre lecture, vous allez trouver un peu partout les noms des fleurs qui sont recommandées dans telle ou telle situation. Relevez-les[1] si elles correspondent à l'Alzheimerien ou si vous vous sentez concernés, Très vite vous en aurez quatre, cinq ou six qui seront plus récurrentes que les autres. Prenez encore tout le temps nécessaire pour affiner votre choix s'il y en a plus de six. Le paragraphe "Mode d'emploi"[2] vous indiquera alors la marche à suivre.

J'ajoute une précision : si le flacon est complètement personnalisé, les effets seront d'autant plus positifs. Bien choisir est parfois délicat, mais essentiel. Si les fleurs sélectionnées ne sont pas les bonnes, rassurez-vous il n'a aucun risque, mais vous n'aurez pas les résultats espérés.

Un dernier conseil : n'hésitez pas à annoter ce livre, à ajouter vos remarques personnelles. J'ai volontairement laissé une marge assez large et quelques pages blanches en fin d'ouvrage.

---

[1] Vous pouvez utiliser le tableau proposé en annexe 5.
[2] Mode d'emploi en annexe 1

La peur d'Alzheimer

Que ce soit à la télévision ou dans les magazines, il est devenu difficile, voire impossible, d'échapper à l'évocation de la maladie d'Alzheimer et je connais l'impact que ça peut avoir sur les seniors. C'est pourquoi j'ai jugé utile d'ajouter ce chapitre.

"J'ai une peur bleue de la maladie d'Alzheimer" entend-on souvent dans la bouche des séniors. C'est là qu'un cercle vicieux risque de s'installer : la peur d'Alzheimer crée un stress continuel et, comme on sait, le stress affaiblit la mémoire. Quand on constate que la mémoire baisse, on stresse encore plus, car on constate qu'on avait "raison" de s'inquiéter. Bref, il faut être vigilant et ne pas penser "Alzheimer" dès qu'on a du mal à retrouver le nom d'une personne ou d'un lieu. Avoir un trou de mémoire peut arriver à tout le monde et ça n'a rien de dramatique en soi. Pourtant, à force d'en entendre parler partout, on finit par se persuader qu'on ne va pas y échapper et que ce sont là les premiers signes. Quand on sait à quel point nos pensées créent notre réalité, il y a vraiment lieu de réagir lorsque ce type de peurs[1] nous traversent l'esprit.

Si d'une manière générale vous avez une peur bleue de toutes les maladies dont on parle tant, prenez **Aspen** et **Cherry plum** jusqu'à ce que ça s'apaise.

Je repense à cette dame qui me confiait : "Je vois que mon mari m'observe car il a peur que j'aie cette maladie. Du

---

[1] Il peut être bien d'envisager une petite cure d'**Aspen** et/ou **Mimulus**

coup il a installé cette appréhension au fond de moi. "
Mimulus (pour le mari également).

Ai-je ou aurai-je cette maladie ? Ne soyez pas choqué par cette question. Il me paraît important d'oser se la poser. J'ai constaté que cette préoccupation, cette peur sont de plus en plus présentes dans l'esprit de tout le monde, et il y a des moyens de s'en protéger.

Qu'est-ce qui vous fait penser que vous pourriez l'avoir?

- Plusieurs personnes de ma famille l'ont eue *Mustard, Wild rose, Honeysuckle.*
- Je commence à me sentir exclu de la vie normale, inutile **Holly, Mustard.**
- Les choses évoluent tellement vite! Je n'arrive plus à m'adapter à tous ces changements de la société *Walnut.*
- Je refais tout le temps les mêmes bêtises, les mêmes étourderies *Chestnut bud.*
- J'ai souvent des trous de mémoire et ça me fait peur1 *Aspen, Mimulus.*
- J'appréhende ce que je vais devenir quand je vais vieillir. Qui sait ce que je vais avoir comme maladie *Aspen*.

Même si certains signes révèlent que nous vieillissons peut-être un peu trop vite à notre goût, n'oublions surtout pas que le vieillissement n'est pas synonyme de maladie d'Alzheimer.

---

[1] Dans ce cas-là, il faudra travailler davantage sur votre peur que sur votre mémoire.

Dans tous les cas nous pouvons œuvrer pour ralentir cette évolution dont on ne sait pas, finalement, si elle est inéluctable.

Pour bien vieillir,
- gardons le goût d'apprendre ;
- arrêtons de projeter le pire dès que nous perdons nos clés;
- ne culpabilisons pas (**Pine**) si nous constatons que nos facultés intellectuelles diminuent, nous ne sommes pas Alzheimerien pour autant.
- rester curieux de tout et ouvert à ce qui nous entoure stimulera nos neurones.

Et surtout, n'oubliez pas ceci: si vous vous dites "La société dans laquelle je vis ne m'intéresse plus", "Je suis bien dans ma bulle, coupé du reste du monde (**Clematis**), ou encore "Je n'ai plus aucun projet", il est important de vous remotiver. Les fleurs pourront vous y aider.

La maladie d'Alzheimer

Cette maladie découverte en 1906 par le neurologue Aloïs Alzheimer touche le système nerveux central et se caractérise par une destruction progressive des neurones.

Dans un premier temps, selon les zones cérébrales affectées, il y aura des pertes de mémoire, des difficultés à réaliser certains gestes courants, des difficultés à reconnaître des personnes connues. Un état de confusion mentale s'installe peu à peu.

Entre le stade précoce où aucun signe clinique n'est encore visible, et le stade avancé où les soins seront nécessaires toute la journée, l'évolution est plus ou moins rapide selon les malades. Comme le soulignait déjà le Docteur Bach, il n'y a pas deux personnes qui souffrent de la même manière et qui auront besoin des mêmes soins et des mêmes élixirs.

Ce qui est important surtout, c'est de noter s'il y a un changement de comportement. Si la personne a toujours été comme ça, ne vous affolez pas.

Quels peuvent être les comportements révélateurs ?
La personne que l'on "pense" malade...
- **A TOUT LE TEMPS MAL QUELQUE PART, MAIS PAS TOUJOURS AU MEME ENDROIT *SCLERANTHUS***
- **BAISSE LES BRAS DEVANT LA VIE *CHICORY, GENTIAN***
- **DORT MAL WHITE CHESTNUT**

- ENVIE PARFOIS SES AMIS QUI SONT MORTS *STAR OF BETHLEHEM*
- N'A PAS DU TOUT ENVIE DE TOUTES CES ACTIVITES DU TROISIEME AGE QU'ON LUI PROPOSE *MUSTARD*
- N'AIME PLUS FAIRE CE QUI POURTANT LUI PLAISAIT TANT *GENTIAN*
- NE REPOND PAS TOUJOURS AU TELEPHONE, POUR RESTER TRANQUILLE *WATER VIOLET*
- NE VA PLUS AU CLUB DONT ELLE FAIT PARTIE *GENTIAN, MUSTARD*
- PASSE SOUVENT LA JOURNEE EN ROBE DE CHAMBRE *WILD ROSE*
- PERD DU POIDS *MIMULUS*
- PEUT PASSER DES JOURS ET DES JOURS SANS VOIR PERSONNE ET SANS AVOIR ENVIE DE PARLER AUX AUTRES *WATER VIOLET*
- RESSASSE SES SOUCIS TOUTE LA NUIT *WHITE CHESTNUT*

Le diagnostic

Est-il souhaitable ou non de faire un diagnostic ?

"A quoi servira un diagnostic, alors que de toute façon on ne peut rien faire?" est une réaction fréquente et peut se comprendre. Les aidants auront besoin de beaucoup de diplomatie s'ils doivent persuader l'Alzheimerien d'aller consulter un médecin.

Il n'est pas rare qu'un diagnostic qui confirme la maladie ait un effet dévastateur. L'angoisse va s'installer chez le malade, mais aussi dans la famille qui ne pense plus qu'à ça jour et nuit (**White chestnut**).

Cependant, cette information pourra être utile si elle aide à prendre les bonnes décisions. Certains, comme les **ROCK WATER** ou les **VINE**, qui aiment bien tout gérer dans leur vie seront contents de pouvoir s'organiser comme ils l'entendent, et choisir ce qui leur ferait plaisir quand ils iront moins bien.

Par ailleurs, il pourra être profitable d'envisager telle ou telle activité qui fera du bien plutôt que de rester inactif dans son coin.

Symptômes possibles

Voici quelques-uns des symptômes que l'on peut observer dans les débuts.

L'Alzheimerien

- **A DU MAL A ACCOMPLIR LES TACHES QUOTIDIENNES;**
- **A DES PROBLEMES DE LANGAGE, S'AGACE CAR IL NE TROUVE PAS SES MOTS;**
- **N'ARRIVE PLUS A S'ORIENTER DANS LE TEMPS ET L'ESPACE;**
- **DEVIENT INCAPABLE DE RAISONNEMENTS ABSTRAITS;**
- **PERD LES OBJETS;**
- **CHANGE DE COMPORTEMENTS ET DE PERSONNALITE;**
- **NE SEMBLE PLUS MOTIVE PAR QUOI QUE CE SOIT.**

Existe-t-il des traitements ?

De l'aveu même du corps médical, à ce jour aucun des médicaments proposés n'a prouvé qu'il était efficace.

Les fleurs de Bach, quant à elles, bien qu'elles ne soient pas des médicaments à proprement parler, peuvent accompagner le malade vers un mieux-être et l'apaiser dans ses ressentis douloureux.

Avertissement : Les fleurs de Bach ne doivent en aucun cas remplacer les médicaments et ne dispensent pas de consulter son médecin.

Impact familial et conséquences

Il y a actuellement près d'un million de personnes âgées atteintes, mais cela représente des millions de personnes touchées plus ou moins directement, car la présence d'un Alzheimerien dans une famille entraine de nombreux troubles et changements.

Les comportements du malade génèrent des angoisses chez les autres membres de la famille. Les relations affectives sont perturbées et l'équilibre familial n'est plus le même (***Scleranthus***, ***Walnut***).

Bien souvent les proches sont plus dépressifs que le malade lui-même (***Mustard***, ***Gentian***).

Parfois la honte et la culpabilité s'installent dans la famille (***Pine***). "Je ne sais pas m'y prendre avec lui" disent souvent les proches (***Pine***), "Je n'ose pas aller le voir, il ne me reconnait même pas. " disent les enfants. Si seulement ils pouvaient se douter à quel point ces visites font du bien à l'Alzheimerien !

Comment gérer la situation ?

La situation sera tout à fait différente selon que le malade se rend compte ou non que ses capacités s'amenuisent et qu'il y a des mesures à prendre.

L'idéal est d'aménager son lieu de vie pour qu'un maintien à domicile soit possible tout en veillant à ce qu'il ne perde pas ses repères.

Le témoignage d'une dame de 75 ans, épouse d'un Alzheimerien, m'a bouleversée. "J'avais tellement peur qu'il lui arrive un accident (*Mimulus*) que j'ai déplacé certaines choses que je trouvais dangereuses. Du coup il s'est senti complètement perdu (*Walnut*) et a commencé à se mettre tout le temps en colère (*Holly*). Je sais bien que ce n'est pas contre moi, mais c'est quand même à moi qu'il s'en prend".

Cette femme qui a cru bien faire (*Centaury*) et voulait uniquement protéger son mari (*Chicory*) n'a fait qu'aggraver son malaise en lui faisant perdre tous ses repères habituels (*Walnut*).

Placement en maison médicalisée

Le choix de garder à la maison un Alzheimerien dépend en grande partie des capacités de l'aidant. Se sent-il assez solide pour faire face ? Il n'y a aucune honte à avouer qu'on a peur de ne pas arriver (*Pine*).

Cependant, placer le malade en maison médicalisée est une décision très difficile à prendre.

Est-ce la bonne réponse ?

Il ne faut jamais oublier qu'un Alzheimerien, même s'il est à un stade avancé de la maladie et ne parle plus reste avant tout un individu qui cherche désespérément à communiquer avec nous.

Quels sont les ressentis des malades eux-mêmes par rapport à cette décision ?

PINE, tout à fait conscient d'être la source de bien des tracas passe son temps à s'excuser de perturber toute la famille ; il acceptera donc sans se plaindre ;

CLEMATIS risque de faire comme si ça ne le concernait pas ;

CRAB APPLE comme **PINE** qui supporte mal de peser sur les autres pensera peut-être que c'est une bonne solution;

HONEYSUCKLE ne veut pour rien au monde quitter son appartement;

STAR OF BETHLEEM refuse lui aussi d'être hospitalisé;

OAK qui aime faire face tout seul aux diverses situations va être malheureux de devoir se plier à cette décision ;

WALNUT est perturbé rien qu'à l'idée d'aller en maison de retraite ;

WATER VIOLET se pense capable de régler seul ses problèmes et il refuse d'être aidé.

"Je sens que les autres attendent ma mort" écrira un Alzheimerien.

Les fleurs de Bach

Les fleurs de Bach ne sont pas des médicaments à proprement parler. Ce sont des élixirs qui aident à gérer ses émotions et permettent de stimuler les défenses contre les maux qui affectent l'âme et le corps. Elles peuvent être utilisées dans presque toutes les circonstances.

En général, une fleur spécifique nous "va" mieux que les autres : elle correspond à notre terrain profond, à notre tempérament, à notre façon de réagir aux évènements de la vie. En complément de cette fleur de base, appelée fleur type, d'autres fleurs vont être à prendre ponctuellement. Selon de stade de la maladie, il faudra choisir les fleurs voulues pour faire face à tous les bouleversements que traverse l'Alzheimerien.

Ces élixirs rendent les choses plus supportables et elles peuvent être utilisées dans presque toutes les circonstances.

Présentation des 38 élixirs

Bach a regroupé ses élixirs en sept catégories qui correspondent à nos états émotionnels :

La peur, le doute ou l'insécurité, le manque d'intérêt pour le présent, la solitude, l'hypersensibilité, le découragement et le désespoir et le souci excessif du bien-être d'autrui.

Vous le voyez, à de rares exceptions près nous passons tous par ces différents états, que nous soyons malades ou non.

Quelles sont les nuances entre ces trente-huit fleurs ?

Voici une présentation rapide de chacune d'elles avec son nom en anglais et en français, sa catégorie, une phrase qui indique l'état négatif contre lequel on veut lutter et l'état positif recherché.

- Agrimony, Aigremoine
Catégorie: influençabilité, hypersensibilité
AGRIMONY cache ses soucis derrière un masque jovial.

> Il accepte ses qualités et ses défauts et ose les montrer.

- Aspen, Tremble
Catégorie: peur
ASPEN ressent des peurs qu'il ne peut pas identifier.

> Il retrouve la confiance en soi et un sentiment de sécurité.

- Beech, Hêtre
Catégorie: souci pour autrui
BEECH critique tout et tout le monde avec intolérance.
> Il devient plus indulgent et tolérant.

- Centaury, Centaurée
Catégorie: influençabilité, hypersensibilité
CENTAURY a du mal à dire non, car il veut avant tout plaire aux autres.

> Il apprend à donner avec sagesse et discernement.

- Cerato, Plumbago
Catégorie: doute, incertitude
CERATO doute de sa capacité de jugement.
> Il retrouve sa certitude intérieure.

- Cherry plum, Prunus

Catégorie: peur

CHERRY PLUM a peur de perdre le contrôle de soi.

> Il retrouve son sang-froid.

- Chestnut bud, Bourgeons de marronnier

Catégorie: manque d'intérêt pour le présent

CHESTNUT BUD répète toujours les mêmes erreurs et n'en tire aucun enseignement.

> Il arrive à tirer les leçons des expériences vécues.

- Chicory, Chicorée

Catégorie souci pour autrui

CHICORY a besoin de protéger tout le monde, il est possessif, égoïste.

> Il apprend le don de soi.

- Clematis , Clématite

Catégorie: manque d'intérêt pour le présent

CLEMATIS est souvent dans les nuages, pas en prise avec le réel.

> Il devient plus réaliste, présent, inspiré.

- Crab apple, Pommier sauvage

Catégorie: découragement, désespoir

CRAB APPLE a une mauvaise image de lui-même, un sentiment de honte, de saleté.

> Il s'accepte, se sent purifié.

- Elm, Orme

Catégorie: découragement, désespoir

ELM se sent dépassé par les responsabilités.

> Il devient plus efficace, et arrive à lâcher prise.

- *Gentian, Gentiane*
Catégorie: doute, incertitude
GENTIAN est facilement découragé, hésitant.
> Il devient confiant et persévérant.

- *Gorse, Ajonc*
Catégorie: doute, incertitude
GORSE est désespéré, pessimiste
> Il retrouve foi, espoir et certitude.

- *Heather, Bruyère*
Catégorie: solitude
Egocentrique et très bavard, **HEATHER** n'aime pas être
seul.
> Il devient plus altruiste et sait écouter l'autre.

- *Holly, Houx*
Catégorie: influençabilité, hypersensibilité
HOLLY éprouve des sentiments tels que haine, envie,
suspicion, colère.
> Il devient plus généreux, compréhensif et tolérant.

- *Honeysuckle*, Chèvre-feuille
Catégorie: manque d'intérêt pour le présent
HONEYSUCKLE ressent de la nostalgie, le mal du pays,
des regrets.
> Il arrive à vivre au présent, riche de son passé.

- *Hornbeam*, Charme
Catégorie: doute, incertitude

HORNBEAM manque d'entrain et il est fatigué devant le quotidien.

> Il redémarre et retrouve son entrain.

- *Impatiens*, Impatience
Catégorie: solitude
IMPATIENS est impatient, irritable.
> Il devient détendu, tolérant, doux avec les autres.

- *Larch*, Mélèze
Catégorie: découragement, désespoir
LARCH manque de confiance en lui, il a un sentiment d'infériorité.
> Il devient plus déterminé, capable, sans appréhender le résultat.

- *Mimulus*, Mimule
Catégorie: peur
MIMULUS a peur de choses définies, il est timide.
> Il devient plus sûr de lui, tranquille.

- *Mustard*, Moutarde
Catégorie: manque d'intérêt pour le présent
MUSTARD est très triste sans raison apparente, et ça peut disparaître aussi vite que c'est venu.
> Il retrouve la paix intérieure et une humeur égale.

- *Oak*, Chêne
Catégorie: découragement, désespoir
Épuisé, **OAK** continue à lutter malgré tout.
> Il retrouve de la force.

- *Olive*, Olivier
Catégorie: manque d'intérêt pour le présent

OLIVE est épuisé, au bout du rouleau.
> Son énergie revient.

- *Pine*, Pin
Catégorie: découragement, désespoir
PINE se sent coupable, responsable de tout.
> Il retrouve un jugement plus clair.

- *Red chestnut* Marronnier rouge
Catégorie: peur
RED CHESTNUT a tout le temps peur pour les autres, il craint le pire pour eux, style mère poule!
> Il devient confiant dans les expériences vécues par autrui.

- *Rock rose*, Hélianthème
Catégorie: peur
ROCK ROSE vit dans la terreur, la panique, il fait des cauchemars.
> Il devient plus courageux.

- *Rock water*, Eau de roche
Catégorie souci pour autrui
ROCK WATER est dur avec lui-même, rigide dans ses principes.
> Il s'accorde la joie de vivre, garde un esprit souple.

- *Scleranthus*, Alène
Catégorie: doute, incertitude
SCLERANTHUS vit dans l'indécision continuelle.
> Il retrouve sa capacité à choisir.

- **_Star of Bethlehem,_** Étoile de Bethlehem

Catégorie: découragement, désespoir

Un choc, un traumatisme poursuivent **STAR OF BETHLEEM**.

> Il s'ouvre à la consolation, retrouve la paix intérieure.

- **_Sweet chestnut_** Châtaignier

Catégorie: découragement, désespoir

SWEET CHESTNUT a le sentiment d'être au bord du gouffre.

> Il s'ouvre à la lumière, il contrôle ses émotions.

- **_Vervain_**, Verveine

Catégorie souci pour autrui

Enthousiaste à l'excès, **VERVAIN** cherche à imposer ses convictions.

> Il devient plus modéré.

- **_Vine, Vigne_**

Catégorie souci pour autrui

VINE est dominateur, inflexible.

> Il apprend à respecter les autres.

- **_Walnut, Noyer_**

Catégorie: influençabilité, hypersensibilité

WALNUT a besoin de protection surtout lors de changements importants dans sa vie.

> Il se sent rassuré.

- **_Water violet_**, Violette d'eau

Catégorie: solitude

WATER VIOLET est perçu comme fier et distant, alors qu'en fait il aime la solitude.

> Il met discrètement ses capacités au service d'autrui.

- ***White chestnut***, Marronnier blanc

Catégorie: manque d'intérêt pour le présent

WHITE CHESTNUT est envahi de pensées obsédantes et de préoccupations diverses, jour et nuit.

> Son esprit redevient plus calme, ses pensées plus constructives.

- ***Wild oat,*** Avoine sauvage

Catégorie: doute, incertitude

WILD OAT a des doutes sur le bon chemin à prendre dans la vie.

> Il se lance et son ambition revient.

- ***Wild rose***, Eglantier

Catégorie: manque d'intérêt pour le présent

WILD ROSE est passif, résigné, apathique.

> Il redevient dynamique et enthousiaste.

- ***Willow,*** Saule

Catégorie: découragement, désespoir

WILLOW a un côté Caliméro, il s'apitoie sur son sort.

> Il s'accepte et reconnait ses responsabilités.

- ***Rescue***

Remède d'urgence à utiliser dans les situations difficiles.

Comment choisir les fleurs voulues?

Parmi les trente-huit fleurs de Bach, il y en a une qui est ce que Bach appelait notre fleur type. Elle va nous accompagner pratiquement tout au long de notre vie. Elle correspond à notre caractère, notre personnalité profonde, contrairement aux remèdes d'humeur qui, comme leur nom l'indique, vont être utiles pour gérer les humeurs ou émotions ponctuelles, passagères.

Ce chapitre est important pour trouver la fleur type de l'Alzheimerien.

Je tiens par ailleurs à insister sur un point essentiel : cette maladie étant évolutive, selon les stades, vous allez bien sûr observer des changements de comportements ou de caractère, et il faudra donc penser, à côté de la fleur type, qui est indispensable comme base du flacon, à des fleurs d'humeur qui, elles, varieront.

Que peut-on en attendre ?

Je le répète une fois encore, les élixirs, même s'ils sont bien choisis, ne vont pas avoir un effet sur la maladie proprement dite, mais ils peuvent apporter un apaisement au malade, lui redonner une énergie perdue et parfois le remettre en connexion avec ce qui l'entoure.

Bien souvent on est surpris par la rapidité avec laquelle elles agissent. Elles aident à sortir d'une situation qui emprisonne et fait souffrir.

Que ce soit pour apaiser, dynamiser, aider à lâcher prise ou pour prendre une décision, il est bon de penser à elles rapidement, au lieu de tourner en rond inutilement.

Certaines, comme *Clematis* par exemple, ont une action avérée sur l'activité cérébrale ; d'autres, comme *Scleranthus* peuvent rééquilibrer, en cas de troubles de la marche par exemple, ou de gestes maladroits.

La florithérapie permet l'automédication sans le moindre danger. Les élixirs n'ont aucun effet secondaire et sont compatibles avec toutes les autres thérapies. Si on ne choisit pas la bonne fleur, il n'y aura pas concordance de vibration, et donc il ne se passera rien, c'est tout.

Voici certaines fleurs qui seront particulièrement précieuses pour les Alzheimeriens et les seniors en général.

Vous comprendrez facilement lorsque cela concerne plutôt les proches et les aidants.

Aspen est le remède psychique de base pour les personnes âgées. Il va agir comme un filtre protecteur et apaisera ces peurs non identifiées qui créent de nombreux blocages, la peur d'être malade, entre autres.

Beech réconforte et aide à guérir les cicatrices émotionnelles que la vie peut avoir laissées.

Cherry Plum favorise la détente intérieure, aide à ne pas perdre le fil de ses idées et à garder son sang-froid en toutes situations.

Clematis aide à garder les pieds sur terre.

Crab apple et *White chestnut* vont bien se compléter si l'Alzheimerien est obsédé par des pensées désagréables qui le gênent. *Crab apple*, surnommé le grand nettoyeur, aide à se débarrasser de tout ce qui encombre. Il apaise celui qui pense continuellement qu'il va tomber malade. Ça aide à relativiser les choses.

Elm aide à lâcher prise au bon moment.

Gorse est un remède important pour les maladies chroniques. Il serait bien de l'ajouter au flacon si on sent la personne découragée.

Heather aide à devenir plus compréhensif, à être plus facilement à l'écoute des autres et à s'intéresser à eux.

Holly peut apporter un grand réconfort au stade terminal. Elle est très utile pour les personnes qui se remémorent toute leur vie et ne trouvent pas la paix. Elle vous rendra plus généreux, compréhensif et tolérant.

Honeysuckle convient tout particulièrement aux personnes âgées qui vivent seules. Il peut être bon d'ajouter cette fleur, appelée fleur de la régression, à votre mélange.

Impatiens limite le sentiment d'agacement et d'impatience.

Oak aide à accepter ce qui ne peut être changé, et à savoir s'arrêter avant l'épuisement.

Olive aide à retrouver l'énergie quand on se sent épuisé et à mieux vivre avec sa maladie. Prenez *Olive* si vous vous sentez au bout du rouleau.

Pine aide à se pardonner à soi-même.

Red chestnut permet d'atténuer les soucis qu'on se fait pour les autres.

Rock rose aide à rester calme dans les situations de crise et à maîtriser ses nerfs; c'est une aide précieuse en cas de panique.

Rock water vous rendra moins rigide.

Scleranthus soulagera de la sensation de déphasage.

Star of Bethlehem est un élixir essentiel lorsqu'on a subi des traumatismes importants.

Vine rend plus tolérant et compréhensif et aide à respecter les autres.

Walnut, fleur de la transition, permet d'accepter ce qui est un passage obligé et de s'adapter en douceur aux changements. Cette fleur est particulièrement recommandée en cas de transfert en maison médicalisée.

Water violet, associé à ***Agrimony*** gouvernent la communication émotionnelle.

White chestnut calme le mental quand il est occupé par des questions obsessionnelles.

Wild rose redonne goût à la vie aux gens les plus désespérés.

Willow aide à assumer ce qui nous arrive, à faire face plus facilement à nos responsabilités et à ne pas nous apitoyer.

Je me permets de vous proposer un court extrait du livre[1] de R.Orozco, grand spécialiste des fleurs de Bach.

Il recommande aux seniors le trio ***Clematis*** + ***Cerato*** + ***Scleranthus***. *Je le cite :* " ***Cerato*** *s'attaque à la dispersion mentale et aide à focaliser l'esprit ". " Je me suis aperçu que* ***Scleranthus*** *secondait valablement* ***Cerato***. *En améliorant la coordination à tous les niveaux,* ***Scleranthus*** *met en place les conditions d'une synergie optimale. Si en outre on ajoute* ***Clematis,*** *qui s'intéresse à la perte de l'équilibre psychique, ce trio constitue un véritable "complexe vitaminique floral" propre à lutter contre la détérioration mentale des personnes âgées. "*

Orozco mentionne par ailleurs l'importance de ***Cherry plum*** qui *"met de l'ordre en cas de confusion mentale".*

---

[1] "Fleurs de Bach: Savoir les utiliser en applications locales" de Ricardo OROZCO

Les douze guérisseurs

Cette appellation de "guérisseurs" donnée par Bach aux douze fleurs qu'il a découvertes en premier est riche de sens! Chacune d'elles va guérir un déséquilibre particulier. Ce sont les douze fleurs types et nous sommes certains de nous reconnaitre en l'une d'elle.

Je vous transmets fidèlement ce que Bach lui-même a écrit.

- **AGRIMONY**

"Pour les êtres qui se montrent joyeux, rieurs, qui recherchent la paix et que la dispute ou la querelle perturbe au point qu'ils sont prêts à céder beaucoup pour s'en préserver.

S'ils ont souvent des problèmes et sont tourmentés, agités et inquiets, mentalement et physiquement, ils le cachent derrière l'humour, la plaisanterie, ils sont très agréables à côtoyer. Ils ont tendance à abuser de l'alcool ou des médicaments pour se stimuler et y trouver le moyen de supporter joyeusement les épreuves".

- **CENTAURY**

« Pour les personnes gentilles, calmes et douces, excessivement anxieuses de rendre service aux autres et qui abusent de leurs forces pour pouvoir le faire. Ce désir les submerge au point qu'elles deviennent esclaves davantage qu'aides efficaces. Leur bonne nature les pousse à accomplir plus que leur propre charge de travail, et elles peuvent, ce faisant, négliger leur propre mission dans la vie. »

- **CERATO**

« Pour ceux qui n'ont pas suffisamment confiance en eux pour prendre leurs décisions eux-mêmes. Demandant

sans cesse leur avis aux autres, ils sont souvent mal conseillés. »

- **CHICORY**

« Pour ceux que les besoins des autres préoccupent beaucoup. Ils ont tendance à surprotéger les enfants, les parents, les amis, trouvant toujours quelque chose à améliorer.

Sans arrêt ils rectifient ce qu'ils considèrent comme mauvais, et ils aiment ça. Ils désirent avoir auprès d'eux ceux dont ils se soucient. »

- **CLEMATIS**

« Pour les rêveurs, ceux qui s'assoupissent, ne sont pas pleinement réveillés, ne manifestent pas grand intérêt dans la vie. Des gens calmes, pas vraiment satisfaits de leur condition actuelle, vivant davantage dans le futur que dans le présent ; ils vivent dans l'espérance d'un futur plus heureux où leurs idéaux pourraient se réaliser. Étant malades, certains ne feront aucun effort pour aller mieux, et d'une certaine façon considéreront même la mort comme enviable, représentant l'espoir d'une vie meilleure ou l'espoir de retrouver un être aimé qu'ils ont perdu »

- **GENTIAN**

« Pour ceux qui se découragent facilement. Même s'ils font de bons progrès, dans leur santé, leurs affaires, leur vie quotidienne, le moindre délai ou le plus petit obstacle provoque le doute et leur fait perdre leur enthousiasme. »

- **IMPATIENS**

"Pour ceux qui pensent et agissent vite, qui veulent que tout soit fait tout de suite, sans hésitation ni délai. Quand ils sont malades, ils ont à cœur de recouvrer rapidement la santé. Il leur est très difficile d'être patients avec les gens qui sont lents, ils trouvent que c'est un défaut, une perte de temps, alors ils essaient de les faire aller plus vite de toutes les façons possibles. Souvent ils préfèrent travailler et réfléchir seuls, pour pouvoir tout faire à leur propre rythme."

- **MIMULUS**

« Peurs conscientes de la maladie, de la douleur, de la pauvreté, du noir, d'être seul, du malheur. Peurs de la vie de tous les jours. On garde sa peur pour soi et on ne la laisse pas paraître ; on est gêné pour en parler aux autres. »

- **ROCK ROSE**

« C'est le remède d'urgence pour les cas qui semblent désespérés : accident, maladie subite, grande frayeur ou terreur, circonstances impressionnantes au point de paniquer ceux qui y assistent.

Si le patient est inconscient, humecter les lèvres avec le remède.

Il peut s'avérer nécessaire d'adjoindre d'autres remèdes comme, par exemple, **Clematis** pour les cas d'inconscience (état d'hébétude profonde) ; **Agrimony**, s'il y a torture mentale, anxiété, etc. »

- **SCLERANTHUS**

"Pour ceux, qui n'arrivent pas à se décider entre deux choses, considérant la justesse de l'une puis de l'autre, et qui en souffrent beaucoup.

Ce sont généralement des personnes calmes qui assument seules leurs difficultés et n'ont pas envie d'en parler avec les autres. "

- **VERVAIN**

« Pour ceux qui ont des principes et des idées fermement établis, qui, sûrs d'avoir raison, en changent très rarement. Ils ont grande envie de convertir à leurs points de vue tous ceux qui les entourent. Leur volonté est forte et ils ont beaucoup de courage quand ils sont convaincus de ce qu'ils cherchent à professer.

S'ils sont malades, ils se battent longtemps encore là où d'autres auraient renoncé. »

-   **WATER VIOLET**

"Pour ceux qui, en bonne santé ou malade, aiment être seuls. Ce sont des personnes très calmes, qui ne font que ce qu'elles ont à faire, sans bruit, parlent peu et doucement. Très indépendantes, elles sont capables, comptent sur elles-mêmes, et l'opinion des autres ne les influence quasiment pas.

Elles sont distantes, ne demandent rien à autrui et font leur propre chemin. Souvent intelligentes, douées, elles dégagent une paix et un calme bienfaisants autour d'elles."

Personnalité du malade

Si vous avez déjà repéré la fleur qui dans ses grandes lignes vous paraît être la bonne pour votre Alzheimerien, il est important maintenant de tenir compte de tout ce qui fait de lui une personne unique. En effet la personnalité de chacun est très complexe, et comme le disait le Docteur Bach, nous traversons tous les différents états émotionnels correspondant aux trente-huit fleurs.

Je n'entrerai pas dans les détails comme j'ai pu le faire dans le livre sur les séniors[1]. Je pense que les données ci-dessous seront amplement suffisantes pour faire un récapitulatif indispensable[2] et élaborer ainsi un flacon entièrement personnalisé.

---

[1] "Bien vieillir grâce aux fleurs de Bach"
[2] Voir la grille proposée en annexe 5

Son profil psychologique - son tempérament

Quelles affirmations vous rappellent votre Alzheimerien?

- "J'ai vécu trop d'évènements douloureux, je n'en peux plus" disent **STAR OF BETHLEEM** et **OLIVE**.
- **AGRIMONY** et **OAK** n'aiment pas qu'on voie leurs points faibles et leurs difficultés.
- **ASPEN** et **ROCK WATER** ont des sentiments d'angoisse intense qui ne s'expliquent pas.
- **CERATO** et **MUSTARD** se sentent rejetés, exclus de la vie normale, inutiles.
- **CERATO** ne prend jamais une initiative.
- **CHICORY** a perdu la foi et est devenu pessimiste, tout comme **GORSE**.
- **CHICORY ET HOLLY** se vexent pour un rien.
- **CLEMATIS** semble parfois indifférent à ce qui se passe autour de lui ; il se sent de trop dans cette société et préfère se réfugier dans un monde intérieur.
- **CRAB APPLE** et **PINE** supportent mal de dépendre des autres.
- **CRAB APPLE** ne supporte pas que l'on le regarde fixement.
- **ELM**, **LARCH** et **WILD ROSE** sont devenus défaitistes.
- **GORSE** a besoin d'être stimulé pour sortir d'un état de pessimisme profond.
- **HEATHER** n'est préoccupé que de lui-même.
- **HONEYSUCKLE** et **WALNUT** se sentent complètement largués et n'arrivent plus à suivre tandis que **BEECH** et **WILLOW** ne supportent plus le monde tel qu'il est devenu.
- **HONEYSUCKLE** ne veut pas quitter son appartement pour aller en maison de retraite. Il rêve toujours à des

personnes et des lieux du passé. **STAR OF BETHLEEM** lui aussi refuse d'être hospitalisé.

- **LARCH** ne supporte pas le regard des autres depuis qu'il a vieilli.
- Le bonheur des autres met **WILLOW** de mauvaise humeur.
- Le visage de **CENTAURY** rayonne de tendresse.
- **MIMULUS** et **ASPEN** ont toujours eu peur de mal vieillir et **CHESTNUT BUD** refuse de vieillir.
- **OAK** a toujours été le pilier de la famille, et il a du mal à admettre que ça change. Il aime faire face tout seul à toutes les situations et il n'aime pas beaucoup qu'on l'aide.
- **OLIVE**, **PINE** et **WILD ROSE** ont perdu toute joie de vivre.
- **PINE** accepte sans se plaindre les décisions prises pour lui et il ne veut surtout pas être un poids pour ses enfants ou petits-enfants. Il n'est jamais satisfait de lui-même et a tendance à se sentir responsable de tout.
- **ROCK WATER** a une attitude très rigide qui engendre beaucoup de tension.
- **SCLERANTHUS** a perpétuellement deux idées en tête.
- **SWEET CHESTNUT** n'a jamais baissé les bras, mais cette fois-ci c'est trop pour lui. Il a besoin d'aide, mais n'a pas envie d'en demander.
- Tout comme **VERVAIN**, **WILLOW** ne supporte pas qu'on lui dise tout le temps ce qu'il doit faire et ne pas faire.
- Tout décourage **GENTIAN.**
- **VERVAIN** a des idées bien arrêtées et il est sûr d'être dans le vrai. Une forte volonté le pousse à ne faire les choses qu'à sa manière.

- **VINE** croit qu'on lui doit tout.
- **VINE** et **ROCK WATER** estiment qu'ils ont raison jusqu'à preuve du contraire.
- **WALNUT** est complètement perturbé depuis qu'on l'a placé en maison de retraite.
- **WATER VIOLET** déteste les discussions et aime régler seul ses problèmes. Il refuse que ses enfants l'aident, car il pense pouvoir se débrouiller tout seul. Il s'isole pour se protéger des remarques blessantes.
- **WILD ROSE** a la tête pleine d'idées négatives. Il ne peut pas s'empêcher de ressasser un événement désagréable. Il a perdu ses rêves et ses illusions et il a le sentiment d'être passé à côté de son chemin de vie. Il n'a qu'une envie, c'est qu'on le laisse tranquille, alors que **CHICORY** aime bien qu'on s'occupe de lui.
- **WILLOW** a toujours l'impression d'être une victime.

Sa philosophie - sa conception de la vie

Certaines personnes ont des principes qui leur servent de guides et dont ils ne dérogent pas.

- "Si je vois la vie en noir, c'est qu'elle l'est" dit **WILLOW**.
- "Si on devait écouter tout le monde, on ne s'en sortirait pas" affirme **VINE**, qui trouve qu'on doit plutôt l'écouter lui.
- **BEECH**, **WILLOW** et **GENTIAN** ne voient que le côté négatif des choses.
- **CHICORY** déprime parce qu'il n'a pas fait de sa vie ce qu'il espérait.
- **CLEMATIS** se dit souvent que le meilleur est derrière lui.
- **CRAB APPLE** et **HONEYSUCKLE** continuent à être emprisonnés par leur passé. **HONEYSUCKLE** notamment passe ses journées à faire le bilan de sa vie.
- D'après **WATER VIOLET** on ne peut compter que sur soi-même et il trouve que demander de l'aide revient à avouer sa faiblesse.
- **HOLLY** se surprend parfois à souhaiter la fin du monde tant l'humanité est décevante. Comme **WILLOW**, il a le sentiment que la vie le traite mal.
- **HORNBEAM** ne supporte pas le poids de la vie quotidienne.
- L'injustice du monde révolte personnellement les **VERVAIN** pour qui vivre sans idéal ni combat, ce n'est pas vivre.
- **MUSTARD** se sent abandonné, écrasé par le poids de la vie.

- **OAK** répète souvent que l'esprit est plus fort que le corps et que quand on veut, on peut.
- **OLIVE** n'éprouve plus aucun plaisir dans la vie.
- **PINE** a du mal à accepter que les erreurs fassent partie de sa vie et il culpabilise pour beaucoup de choses quand il fait le bilan de sa vie.
- **WILD OAT** se sentait destiné à accomplir de grandes choses, mais il a le sentiment d'être passé à côté de son chemin de vie. Il est déprimé, car pour lui la vie n'a plus de sens.
- **WILLOW** s'aperçoit qu'il n'a guère réalisé ses rêves et ses idéaux et il regrette d'avoir fait tant d'efforts pour rien pendant toute sa vie.

Ses difficultés, ses souffrances

De quoi souffre votre Alzheimerien? Comment vit-il ses épreuves[1] ?

- Face aux difficultés, il ne demande rien à personne ***Oak;***
- C'est comme s'il était déjà mort ***Gorse ;***
- Face aux difficultés, il n'hésite pas à demander de l'aide ***Olive ;***
- Il a atteint la limite de ce qu'il peut supporter ***Sweet chestnut ;***
- Il a beaucoup de mal à trouver une consolation, souvent même il la refuse, comme pour s'infliger une punition ***Pine, Star of Bethlehem ;***

---

[1] Selon son état, il peut être difficile de répondre à cette question.

- Il a du mal à accepter sa maladie *Walnut ;*
- Il a du mal à contrôler son envie de se suicider *Cherry plum ;*
- Il a du mal à s'adapter à son statut de "malade" *Walnut;*
- Il a du mal à s'adapter aux changements et à trouver de nouveaux repères *Walnut, White chestnut,*
- Il a du mal à se consoler d'un deuil *Star of Bethlehem* et il n'arrête pas d'évoquer le passé dans les conversations *Honeysuckle ;*
- Il a l'air malheureux *Mustard, Star of Bethlehem ;*
- Il a l'impression que personne ne veut l'écouter *Heather;*
- Il a perdu ses rêves, ses illusions *Wild oat* ;
- Il baisse les bras devant la vie *Chicory ;*
- Il est démoralisé *Gentian* et attend la fin comme une libération *Clematis ;*
- Il est en souffrance mais fait tout pour le cacher *Agrimony ;*
- Il est fatigué rien qu'à l'idée de se lever *Hornbeam ;*
- Il est victime de harcèlement à la maison de retraite *Centaury*, mais il n'ose pas en parler *Hornbeam, Mustard ;*
- Il estime que la vie ne vaut plus la peine d'être vécue *Willow ;*
- Il lui arrive de pleurer, sans pouvoir expliquer pourquoi *Mustard ;*
- Il n'a jamais baissé les bras, mais cette fois-ci c'est trop pour lui *Sweet chestnut ;*
- Il n'a ni l'énergie ni la volonté de guérir et d'être heureux *Clematis, Gorse ;*
- Il n'a plus confiance dans ses capacités physiques *Cerato;*
- Il n'a plus de force pour rien *Olive ;*

- Il n'a plus envie de rien **Chicory** ;
- Il n'arrive plus du tout à se concentrer **Mustard ;**
- Il ne se voyait pas finir sa vie comme ça, c'est terrible pour lui **Sweet chestnut ;**
- Il ne s'intéresse plus à ce qui d'habitude lui plaisait bien **Mustard ;**
- Il n'ose pas avouer ses phobies et ses peurs **Mimulus ;**
- Il peut avoir de terribles accès de colère **Cherry plum ;**
- Il se sent incapable de faire face à ce qui l'attend chaque jour **Hornbeam**
- Il se sent inutile **Mustard ;**
- Il s'isole tout le temps, reste dans son coin et évite le contact avec les autres (de peur de se faire encore harceler) **Mimulus ;**
- Il vit très mal les troubles qu'il trouve dégradants (comme les troubles urinaires ou autres) **Aspen, Crab apple.**

Ses émotions - ses ressentis

Comment votre Alzheimerien vit-il cette période et sa maladie du point de vue émotionnel ?

Si vous le connaissez depuis longtemps, tâchez de ne pas tenir compte uniquement des données trop anciennes. Observez bien les changements plus ou moins importants survenus depuis quelque temps, car les fleurs de Bach agissent sur la personne telle qu'elle est **en ce moment**. Ce sont ses émotions **actuelles** qui comptent.

- Être malade ne le dérange pas plus que ça *Clematis ;*
- Il a beaucoup de mal à trouver une consolation, souvent même il la refuse *Star of Bethlehem ;*
- Il a beaucoup souffert et n'a même plus la force de pleurer *Olive ;*
- Il a beaucoup souffert et se tourmente en ressassant son passé *Willow* ;
- Il a envie de se cacher, de se protéger *Mustard ;*
- Il a été actif toute sa vie et la retraite lui pèse, il a perdu sa joie de vivre *Impatiens ;*
- Il a été très perturbé par son placement en maison de retraite, et il est malheureux depuis *Honeysuckle*, *Walnut;*
- Il a honte de quelque chose *Crab apple*, *Sweet chestnut;*
- Il a la sensation d'être rejeté *Cerato ;*
- Il a le sentiment de n'avoir jamais été aimé véritablement *Chicory ;*
- Il a le sentiment qu'on s'en prend tout le temps à lui *Willow* et que la vie le traite mal *Holly ;*
- Il a l'impression de partir dans tous les sens *Wild oat ;*

- Il a l'impression d'être une enveloppe vide **Olive** ;
- Il a l'impression que le sort s'acharne contre lui **Chestnut bud, Willow** ;
- Il a l'impression qu'il va s'effondrer **Olive** ;
- Il a perdu le goût de vivre, n'a plus d'espoir ni l'envie de lutter, car il a le sentiment que "cela ne sert plus à rien" **Gorse** ;
- Il a perdu un être cher et aspire à le rejoindre **Clematis;**
- Il a peur de perdre pied et de ne plus dominer la situation **Cherry plum** ;
- Il a secrètement cessé de se battre **Gorse, Wild rose** ;
- Il a tendance à se plaindre, à se poser en victime **Heather;**
- Il a tendance à se tourner sur lui-même **Heather** ;
- Il a toujours fait comme il l'entendait et a du mal à se retrouver dépendant **Water violet** ;
- Il a un fort dégoût de lui-même **Crab apple** ;;
- Il 'accepte sans réagir ce qu'est devenue sa vie **Willow;**
- Il en veut à ce corps de le trahir, il se dégoûte **Gorse** ;
- Il envisage la mort avec plaisir dans l'espoir d'une vie meilleure **Clematis** ;
- Il éprouve beaucoup de ressentiment et de rancune **Willow** ;
- Il éprouve de la douleur, mais il préfère la cacher à sa famille **Mustard**, **Agrimony** ;
- Il est amer et se sent malheureux **Holly** ;
- Il est convaincu que tout le monde lui en veut **Willow** ;
- Il est découragé et mélancolique **Larch** ;
- Il est désespéré et n'ose plus guère espérer une amélioration, on vient de lui apprendre qu'il est incurable **Gorse** ;

- Il est indifférent à ce qui l'entoure *Chestnut bud*, *Clematis;*
- Il est inhibé par la peur du ridicule *Larch ;*
- Il est intolérant envers la société en général et très facilement irritable *Beech ;*
- Il est très tourmenté, se sent angoissé sans savoir pourquoi *Aspen ;*
- Il est triste en permanence et n'a envie de rien *Wild rose;*
- Il ne se sent bien qu'en présence de ses proches *Chicory;*
- Il ne veut pas rester seul *Aspen*, *Heather ;*
- Il regrette que tout ait changé et évolué *Honeysuckle;*
- Il ressent un grand vide intérieur *Chicory ;*
- Il se fait du souci pour tout *White chestnut ;*
- Il se méfie de tout le monde *Holly ;*
- Il se pense responsable d'une catastrophe familiale *Pine;*
- Il se sent exclu de l'affection de ses enfants *Mustard ;*
- Il supporte mal que les enfants vivent si loin *Chicory ;*
- Il vit dans un stress continuel depuis qu'il a vu son médecin *Rock rose ;*
- Il vit mal son vieillissement, se sent inférieur aux autres *Larch ;*
- Il voit la vie comme une suite de souffrances *Chicory ;*
- Il voit que les périodes heureuses ne reviendront plus *Honeysuckle ;*
- Rien ne l'atteint vraiment, ni en bien, ni en mal *Wild rose;*
- Rien ne le tente, rien ne le distrait *Mustard.*

Lorsque la phase de perte d'autonomie arrive, certains souffrent plus que les autres, selon leur personnalité profonde. Les **CHICORY** ou **HEATHER** en souffriront sans doute moins que les **WATER VIOLET** qui ne rêvent que d'indépendance.

Ses peurs, ses appréhensions

Mimulus et *Aspen* sont deux fleurs qui accompagnent beaucoup de seniors. Les **MIMULUS** savent identifier de quoi ils ont peur (peur de vieillir, peur de la limitation, de la séparation, peur de se sentir coincé, peur de la mort). Les **ASPEN** par contre ne savent pas dire de quoi ils ont peur.

De quoi votre Alzheimerien a-t-il peur ?
- Il a peur de devenir fou *Cherry plum*
- Il a peur de perdre pied, de ne pas dominer la situation *Agrimony*, *Cherry plum*, *Elm*
- Il a peur de voir mourir ses proches *Red chestnut*, *Rock rose*, *Star of Bethlehem*
- Il a peur que ses enfants l'abandonnent *Mimulus*
- Il vit dans la peur d'apprendre une mauvaise nouvelle concernant les siens *Chicory*
- Sa peur est carrément de la panique *Rock rose*

Typologie et comportement

Les gestes, les petites manies, la façon de réagir sont liés directement à ses ressentis et à son caractère et ce sont des éléments à prendre en compte pour le choix des fleurs.

- Il a des accès de colère soudains, perd le contrôle de lui-même *Beech*, *Holly*, *Impatiens*, *Cherry plum*,*Vine*
- Il a des sautes d'humeurs et un caractère instable *Scleranthus*
- Il adore traîner, rêver, rester chez lui *Clematis*
- Il aime avoir le dernier mot *Vine*
- Il appréhende de plus en plus les petites tâches de la vie quotidienne *Elm, Mimulus*
- Il blague tout le temps et a toujours l'air de bonne humeur, il amuse le personnel soignant *Agrimony*
- Il cherche à attirer la bienveillance *Chicory*
- Il cherche à fuir la réalité *Clematis, Elm*
- Il est replié sur lui-même *Mustard*
- Il explose vite, mais la colère se dissipe rapidement *Impatiens*
- Il lui arrive d'avoir des pensées suicidaires *Cherry plum*
- Il n'a plus envie de rien *Wild rose*
- Il ne voit que le côté négatif des choses *Beech*
- Il passe son temps à énumérer les catastrophes qui pourraient lui arriver *Mimulus*
- Il perd tout, s'éparpille *Chestnut bud*
- Il peut ne pas reconnaître un ami dans la rue *Clematis*
- Il peut raconter sa vie pendant des heures et des heures *Heather*
- Il râle à la moindre contrariété *Willow*

- Il rumine toujours les mêmes problèmes sans trouver de solutions **White chestnut**
- Il se désintéresse complètement du présent **Clematis**
- Il se laisse envahir par la panique, dans des situations pourtant banales **Rock rose**
- Il se laisse facilement avoir par les démarcheurs **Cerato**
- Il se réveille dans la nuit et a du mal à se rendormir **Aspen**
- Il semble parfois absent de la conversation **Elm, Clematis**
- Il semble se laisser mourir **Mustard**
- Il vit d'une manière rigide **Rock water**
- Plus rien ne l'intéresse, il a capitulé et attend que tout ça se termine **Wild rose**
- Sa maladie le rend irritable **Willow**

Ses expressions usuelles

Certains Alzheimeriens parlent très peu et du coup chacune de leurs phrases est importante, d'autres au contraire sont très bavards. Bien souvent on ne les comprend pas, mais toutes leurs phrases révèlent leurs ressentis, et même leur personnalité profonde, s'ils les répètent souvent. Dans tous les cas, il vaut mieux les prendre au sérieux, et au moins en tenir compte pour le choix des fleurs de Bach.

L'entendez-vous dire. . .

- "Allez, laissez-moi tranquille !" ***Impatiens, Water violet, Wild rose***
- "Attends, je vais y arriver" ***Vine***
- "Ça m'est égal, c'est comme tu veux" ***Wild rose***
- "Ça ne vaut même pas la peine d'essayer" ***Larch***
- "C'est comme ça, on ne peut rien y changer" ***Wild rose***
- "C'est de ma faute" ***Pine***
- "Décidément, je n'ai pas de chance !" ***Mustard***
- "Hein? qu'est-ce que tu dis?" ***Chicory, Clematis***
- "Je préfère le faire moi-même" I***mpatiens***
- "J'envie ceux qui ont le courage de se suicider" ***Cherry plum***
- "Ma vie n'a aucun sens " ***Wild oat***
- "Mes enfants ne viennent jamais me voir" ***Chicory***
- "Mon médecin m'a dit que j'étais incurable" ***Gorse***
- "Personne ne prend de mes nouvelles" ***Chicory***
- "Si j'avais su que je finirais comme ça. . . " ***Sweet chestnut***
- "Tous mes amis meurent les uns après les autres ***Chicory***

- Alors qu'il aurait besoin d'être aidé, c'est lui qui rend service à tout le monde *Vine*, *Chicory ;*
- Étant de bonne composition, il ne cause guère de soucis à ses enfants *Centaury.* Il ne se sent bien qu'en leur présence et recherche désespérément leur affection *Chicory ;*
- Il a besoin de dominer *Vine ;*
- Il a besoin de se sentir aimé et accepté et s'accroche aux autres *Chicory ;*
- Il a du mal à communiquer et à s'entendre avec les autres *Water violet ;*
- Il a tendance à gâcher la bonne humeur de son entourage *Willow ;*
- Il considère les autres comme des incapables *Beech*, *Rock water ;*
- Il devient agressif et brutal s'il ne domine pas *Vine ;*
- Il est apprécié des autres parce qu'il blague beaucoup *Agrimony ;*
- Il est convaincu que tout le monde lui en veut, alors que lui-même en veut à la terre entière *Willow ;*
- Il est exigeant envers les autres *Chicory ;*
- Il n'a plus personne vers qui se tourner, rien à quoi se raccrocher *Sweet chestnut ;*
- Il ne supporte pas les conflits et les tensions *Agrimony,* ça l'épuise *Centaury,* contrairement à **VINE** qui a des conflits fréquents avec les autres ;
- Il ne supporte pas que ses enfants soient toujours sur son dos et Il refuse leur aide *Water violet ;*

- Il peut se montrer grossier envers ses amis *Cherry plum* ;
- Il recherche la compagnie pour fuir ses soucis *Agrimony* ;
- Il se sent exclu de l'amour de ses enfants *Mustard* ;
- Il s'inquiète du bien-être de ses enfants, a peur pour eux. Il pense à un accident dès qu'ils ne donnent pas de nouvelles *Red chestnut* ;
- Il trouve ses enfants trop autoritaires *Centaury, Mimulus*;
- Le sentiment que l'on compte sur lui décuple ses forces *Elm* ;
- Malgré son état, il veut rester le pilier de sa famille, comme il l'a toujours été *Oak, Vine* ;
- Quand il arrive à communiquer avec les autres, il devient très apprécié et recherché *Water violet* ;
- Ses enfants l'exaspèrent, mais il n'ose rien laisser paraître *Agrimony, Centaury*.

Attitude avec le personnel soignant

- **AGRIMONY** fait rire tout le monde dans le service.
- **CHERRY PLUM** est capable de crier après tout le monde d'un seul coup.
- **CHICORY** apprécie l'attention dont il fait l'objet.
- Dès que l'infirmière passe, **HEATHER** décrit chaque douleur en détail.
- **HOLLY** ne veut pas prendre de médicament et refusera obstinément même si on insiste, tandis que **GORSE** va dire oui pour faire plaisir, mais n'y croit plus.
- Il arrive à **VINE** et **HOLLY** de devenir agressifs.

- **PINE** s'excuse d'être malade et de compliquer la vie aux autres.
- **STAR OF BETHLEEM** ne veut plus se soigner et refuse les soins qu'on lui propose.
- **VINE** a un comportement très autoritaire avec ceux qui s'occupent de lui et dont il dépend.
- **WATER VIOLET** aime qu'on le laisse tranquille quand il ne se sent pas bien.

Sa vie au quotidien

Comment est-il dans la vie de tous les jours ?
- Il a besoin de planning à l'avance **Walnut** ;
- Il a besoin de repères pour se sentir bien **Walnut White chestnut** ;
- Il a une vie qui lui plaît et il n'a pas envie d'en changer **Wild rose** ;
- Il est très actif, court çà et là **Impatiens** ;
- Il lui arrive parfois de tomber et il a souvent des accidents domestiques **Impatiens, Chestnut bud** ;
- Il mène une vie monotone **Hornbeam** ;
- Il passe ses journées devant la télévision ou l'ordinateur **Hornbeam** ;
- Il se lasse si la routine s'installe **Wild rose** ;
- Il tourne en rond **Gentian, Chestnut bud** ;
- Il aime jouer avec les autres à des jeux de société **Agrimony** ;
- Il vit dans son monde **Clematis** ;
- Malgré son état, il continue à être poussé vers de nouveaux projets **Wild oat.**

Portrait physique

Caractéristiques - Gestes - Façon d'être

- Il a des gestes brusques et nerveux qui l'expose à des chutes ou des accidents *Impatiens, Scleranthus ;*
- Il est tellement résigné que ses organes s'affaiblissent *Clematis, White chestnut ;*
- Il est très ordonné, pointilleux, méticuleux, maniaque *Cherry plum, Crab apple ;*
- Il parle beaucoup *Vervain + Chicory, Heather ;*
- Il passe de la suractivité à l'apathie *Scleranthus ;*
- Il se met vite en colère *Impatiens ;*
- Il se néglige sur les plans de l'hygiène, de la santé, ou de l'alimentation *Wild rose ;*
- Il soupire et souffle souvent *Gentian ;*
- Il tourne en rond *Gentian ;*
- Sa distraction peut être cause d'accidents de tous types *Clematis, Chestnut bud ;*
- Sa façon de parler intimide les autres *Vine.*

Sa santé

Même si, comme disait le Docteur Bach, les fleurs de Bach ne sont pas là pour soigner les maladies mais pour résoudre les conflits qui en sont la cause, certains symptômes vont mettre sur la bonne piste pour le choix des fleurs. En effet le lien entre les émotions, les pensées et les maladies n'est plus à démontrer.

Les effets des émotions sont souvent visibles sur le corps : on rougit, on se ronge les ongles, on tapote sur la table, on croise les bras, on se gratte la nuque etc.... En agissant sur les émotions, les fleurs de Bach vont atténuer ou supprimer les symptômes visibles.

Avertissement: Les fleurs de Bach ne doivent en aucun cas remplacer les médicaments et ne dispensent pas de consulter son médecin.

Ses problèmes, ses symptômes

Alors que plus haut nous nous sommes intéressés plutôt à ses souffrances psychiques, nous allons voir maintenant de quoi il souffre du point de vue physique et neurologique.

- Il a beaucoup maigri *Mimulus* ;
- Il a des raideurs et des tensions musculaires *Water violet;*
- Il a des troubles circulatoires (aux doigts et aux orteils notamment) *Olive* ;
- Il a des vertiges *Cerato, Scleranthus* ;

- Il a été alité longtemps et n'a plus beaucoup de tonus *Hornbeam* ;
- Il a la gorge tellement serrée qu'il ne peut plus parler *Rock rose* ;
- Il a les nerfs à fleur de peau *Aspen, Cherry plum* ;
- Il a perdu l'appétit, aucun aliment ne le tente *Olive* ;
- Il a toujours mal quelque part, mais il ne s'écoute pas *Agrimony* ;
- Il est complètement vaseux à cause de certains médicaments *Wild rose* ;
- Il est épuisé par trop de souffrances et ne peut faire aucun effort, tant physique que mental *Olive* ;
- Il mange sans faim *Mustard* ;
- Il ne supporte pas d'être touché, et peut même agresser la personne qui l'a touché *Impatiens, Cherry plum* ;
- Il peut ne pas reconnaître un ami dans la rue *Clematis;*
- Il se sent vidé, privé de forces physiques *Hornbeam* ;
- Il souffre d'agoraphobie[1] *Aspen* ;
- Il souffre de troubles urinaires *Aspen* ;
- Il tremble parfois de peur *Rock rose* ;
- Il y a une alternance entre phases d'excitation et de dépression *Larch, Scleranthus.*

---

[1] Peur de la foule

Divers

Je vous propose quelques éléments d'analyse pour trois sujets graves, pour lesquels les fleurs de Bach peuvent apporter un apaisement important.

La dépression

Pour certaines personnes, la vie semble si vide ou désespérante que plus rien ne leur donne envie de vivre (c'est leur ressenti). Peu à peu une dépression s'installe dont les causes sont multiples : l'isolement, le deuil, la maladie, le handicap, le fait d'être devenu dépendant des autres, la mémoire qui baisse, le sentiment de ne plus être à sa place, etc.

La personne dépressive va se renfermer sur elle-même et ne parler à personne de son ressenti. Certaines phrases ou attitudes permettront cependant de déceler son état[1].

Quatre élixirs sont appropriés pour permettre de sortir de cet état: **Mustard, Gentian, Gorse** et **Sweet Chestnut**. Il faudra vérifier au cas par cas lequel il vaut mieux choisir.

L'hospitalisation

Votre Alzheimerien peut être hospitalisé de façon passagère, pour une intervention par exemple, mais peut-

---

[1] Voir le chapitre sur les émotions et le comportement

être aussi de façon plus durable. Quelle réaction a-t-il alors, quelle est son attitude à l'hôpital ?

- Il a peur d'être contaminé ***Crab apple ;***
- Il a un comportement très autoritaire avec ceux qui s'occupent de lui et dont il dépend ***Vine ;***
- Il appelle les infirmières dix fois par jour ***Heather ;***
- Il cache son inquiétude sous un masque de bonne humeur ***Agrimony ;***
- Il crée souvent des problèmes au personnel de santé et accepte mal les initiatives des médecins ***Impatiens ;***
- Il ne se plaint jamais ***Centaury ;***
- Il supporte mal de devoir être alité ***Gorse ;***
- Son hospitalisation augmente sa tension émotionnelle ***Impatiens.***

La fin de vie

Ce moment est douloureux pour tous et il ne sera peut-être pas facile de donner des gouttes. Il suffit d'humecter délicatement les lèvres de la personne.

Son attitude à l'approche de sa mort va vous guider pour le choix des fleurs.

- Il a peur de la mort ***Mimulus ;***
- Il a tendance à s'éteindre et il est dans un état végétatif ***Wild rose ;***
- Il envisage la mort avec plaisir dans l'espoir d'une vie meilleure et attend la fin comme une libération ***Clematis;***
- Il se sent au bout du bout, sans solution ***Sweet chestnut;***

- Plus rien ne l'intéresse, il a capitulé et attend que tout ça se termine **Wild rose.**

    Trois fleurs vont être précieuses à ce moment-là.
- **Walnut** va apporter une aide apaisante à l'approche de la mort ;
- **Cherry plum** sera utile dans les derniers moments de vie, aussi bien pour celui qui part, en l'aidant à lâcher-prise, que pour ceux qui restent, pour qu'ils le laissent aller, sans chercher à le retenir ;
- **Holly** est très utile pour les personnes en fin de vie, qui en repensant à toute leur existence sont en proie à des sentiments violents et n'arrivent pas à trouver la paix.

Pour les proches et les aidants

Cette maladie est très éprouvante pour ceux qui vivent avec ou pour les Alzheimeriens. Dans près de la moitié des cas, l'aide provient uniquement de l'entourage (les conjoints ou les enfants, bien souvent les filles aînées).

En essayant par tous les moyens de rester proche de l'Alzheimerien, même si la seule solution a été de le placer en maison médicalisée[1], les aidants mettent parfois leur propre vie entre parenthèses[2]. Ils ont besoin d'être aidés, soutenus.

C'est à vous, les aidants, que je destine ce petit chapitre, ainsi qu'à ceux dont c'est le métier, bien sûr.

Rôle de l'aidant

Que ce soit un membre de la famille ou un professionnel, dans tous les cas, il fait partie de l'entourage direct du malade. Son rôle va évoluer en fonction de la progression de la maladie. Il s'occupe essentiellement des soins et à l'accompagnement, mais bien entendu, le rôle affectif est très important aussi, surtout lorsque le malade est anxieux (***Rock rose***).

Les tâches qui lui incombent sont très complexes et finissent par l'épuiser (***Olive***), surtout lorsque la maladie évolue.

Il devient en quelque sorte un protecteur. Il n'est pas rare qu'il soit de type **CENTAURY**.

Selon la personnalité de l'Alzheimérien, l'aidant aura plus ou moins de mal à trouver sa place et à avoir l'attitude juste. Pour accompagner un **VERVAIN** ou **VINE** par exemple,

---

[1] Voir Chapitre 1

[2] Depuis le 1er janvier 2002 un aidant peut être rémunéré pour l'aide qu'il apporte au malade.

il devra faire preuve d'autorité, alors qu'un **HEATHER** souhaitera surtout qu'on vienne bavarder avec lui.

Plus le malade perd ses facultés physiques et mentales, plus le rôle des proches va être délicat, mais essentiel.

Quand il commence à vraiment perdre pied, seule la confiance qu'il a en son conjoint ou son aidant lui permettra de supporter ses difficultés. Et votre rôle sera donc d'autant plus important. *Elm* pourra vous soutenir face à cette sensation d'être indispensable.

De nombreuses études révèlent que les aidants peuvent souffrir de dépression (*Mustard*) ou de baisse du système immunitaire (*Gorse*).

La phase où le malade devient agressif et violent peut être très difficile à vivre et il peut y avoir pour l'aidant une sensation d'échec quand l'Alzheimerien lui échappe complétement (*Pine*, *Gentian*, *Larch*)

Les témoignages des proches traduisent le plus souvent
- du découragement, de la déprime (*Gentian*);
- l'impression de ne pas savoir s'y prendre (*Pine*, *Larch*).
- parfois de la colère (*Holly*);
- un sentiment d'injustice (*Willow*);
- une énorme fatigue, proche de l'épuisement (*Olive*);

Certains aidants, autoritaires de nature (*Vine*), décrètent savoir ce qu'il faut faire et ont une attitude telle que le malade n'a plus qu'à obéir. Peut-être que cette façon de faire rassure le malade qui se sent bien pris en charge.

<h1 style="text-align:center">Trouvez vos fleurs!</h1>

Essayez de vous reconnaitre dans toutes ces phrases que j'ai pu entendre. Identifiez-vous!

- Notre vie a totalement changé et je ne m'y reconnais plus **Walnut ;**
- Devant lui je fais comme si tout allait bien, mais je m'effondre dès que je suis seule **Agrimony ;**
- J'ai conscience que je manque de souplesse avec lui **Oak, Vine ;**
- J'ai peur de lui, tel qu'il est devenu **Mimulus ;**
- J'ai une sensation d'échec quand je n'arrive plus à le faire manger **Pine ;**
- J'aimerais quand même un peu de reconnaissance de sa part **Chicory ;**
- Je manque de patience **Impatiens** et il m'arrive d'exploser **Cherry plum ;**
- Je me dévoue complètement et du coup je me néglige moi-même **Centaury ;**
- Je m'en veux de ne pas être plus disponible **Pine ;**
- Je ne supporte pas la saleté dans laquelle il vit **Crab apple ;**
- Je ne supporte pas qu'il ne suive pas mes conseils **Vine ;**
- Je repense avec nostalgie à toute notre vie ensemble **Honeysuckle ;**
- Je suis complètement débordée **Elm** et épuisée **Olive ;**
- Je suis en colère de devoir m'occuper de lui **Holly ;**
- Je suis remplie de peurs diverses **Aspen, Mimulus ;**

- Je suis trop disponible et il sait en profiter. Je n'arrive pas à poser mes limites **Centaury, Oak ;**
- Je trouve injuste que nous ayons une telle épreuve à traverser **Willow ;**
- Jour et nuit je ne pense qu'à lui et à nos soucis **White chestnut.**

Conseils

Voici pêle-mêle quelques conseils, suivis du nom de la fleur qui vous sera utile dans ce cas-là.

Ne voyez surtout pas en moi une donneuse de leçon. Je sais que tout ceci est plus facile à dire qu'à faire… Je vous transmets cependant quelques suggestions pour que tous se sentent mieux, aussi bien l'Alzheimerien que vous-mêmes. C'est vraiment ce que je vous souhaite et je sais que les fleurs de Bach vont vous y aider. Faites-en vos complices !

- Faites preuve d'indulgence (***Beech***) et de patience ***(Impatiens)*** vis-à-vis du malade.
- Souriez-lui. Comme dit le proverbe chinois "Nul n'a plus besoin d'un sourire que celui qui n'en a plus à offrir". La chaleur d'un regard et un léger sourire peuvent ensoleiller la journée d'un malade. Le sourire sous-entend "Je suis content de vous voir", "Vous existez pour moi". Et c'est un ressenti dont manquent souvent les Alzheimeriens qui ont l'impression de ne plus exister pour personne.
- Ecoutez-le. Il aura plaisir à raconter (ou reraconter pour la énième fois) ce qu'il a vécu (***Honeysuckle***), à donner les leçons qu'il a peut-être envie de vous transmettre (***Vervain***), ou vous faire part de ses peurs qu'il cache habituellement pour ne pas vous ennuyer (***Agrimony***) ou bien parce qu'il ne trouve pas d'oreille attentive.
- Tâchez de vous adapter en permanence, selon son humeur (***Walnut***).
- Si son état le permet, laissez-le faire les choses plutôt que de tout faire à sa place, mais en restant vigilant à côté de lui (***Centaury***).

- Pour vous personnellement, tâchez de mettre vos peurs de côté (**Aspen, Mimulus)**, et **Red chestnut** si vous avez essentiellement peur pour celui ou celle qui est malade.
- Ne vous apitoyez pas sur vous-même (**Willow**). Ça ne fera pas avancer les choses.
- Ne passez pas votre temps à ruminer le passé (**Honeysuckle**).
- Sachez écouter les conseils et les encouragements des autres, en veillant toutefois à bien choisir qui vous avez envie d'écouter! (**Cerato**)
- Ne soyez pas frustrés si vous ne recevez pas de reconnaissance. Une bonne cure de **Chicory** vous fera le plus grand bien et vous aidera à donner sans attendre en retour.
- Si vous n'avez pas le choix, résignez-vous (**Wild rose**) plutôt que de rouspéter (**Holly**).
- N'oubliez surtout pas de penser à vous ! Il est essentiel que vous puissiez vous défouler et lâcher prise d'une façon ou d'une autre.

N'oubliez pas que…[1]

- L'Alzheimerien, même s'il est à un stade avancé de la maladie et ne parle pratiquement plus, reste avant tout une personne qui cherche désespérément à communiquer. Il a plus que jamais besoin de se sentir aimé (Centaury, Chicory)
- S'il est par ailleurs en bonne santé, ne le privez pas d'exercice physique ou de promenades.

---

[1] Il est évident que certains conseils ne peuvent s'appliquer que si l'Alzheimerien est en état de le faire.

- On peut comprendre que parfois il soit préférable de le maintenir attaché s'il y a des risques de chute, mais ce n'est pas la solution idéale car on le prive totalement de sa liberté de mouvement.
- N'oubliez pas non plus que la mauvaise humeur des autres le stresse beaucoup. Il est donc important qu'il soit entouré de gaieté et de bonne humeur. Sa propre mauvaise humeur ne fait que traduire son stress et son inquiétude, mais elle n'est pas dirigée contre vous.
- S'il aime la musique, permettez-lui et proposez-lui d'en écouter !
- Suggérez-lui une activité créatrice, artistique !

Conclusion

Je terminerai volontiers cet ouvrage par une réflexion qui va au-delà de la maladie d'Alzheimer.

Toutes les épreuves que nous traversons, toutes les maladies sont, sans aucun doute, des occasions importantes de découverte de soi et d'évolution, que nous soyons le malade ou l'aidant.

Peut-être serait-il intéressant de vous poser ces deux questions :
- qu'est-ce que cette maladie m'oblige à faire?
- quelles leçons puis-je en tirer?

Peut-être êtes-vous en train d'apprendre à vous dépasser, à devenir philosophe, à ne pas vous préoccuper du regard des autres, à être plus tolérant, à respecter et aimer l'autre malgré ses faiblesses, à être plus patient et à mieux écouter l'autre, que sais-je encore...

Mais dans tous les cas, cette épreuve est une étape essentielle pour vous, et je souhaite que les fleurs de Bach vous permettent de la vivre au mieux.

Annexes

Annexe 1 - Mode d'emploi

Préparation du flacon

Une fois que vous aurez choisi les fleurs voulues, vous allez composer le flacon.

Vous trouverez en pharmacie (pas toutes hélas) les fleurs de Bach en flacons de 10 ml ou 20ml.

Achetez également un flacon vide de 30 ml, ambré si possible, avec compte-gouttes.

Déposez deux gouttes de chaque fleur (on peut en mélanger jusqu'à cinq ou six fleurs différentes au maximum) et remplissez le flacon d'eau minérale (non gazeuse). Ajoutez ensuite quatre ou cinq gouttes de cognac[1]. Rebouchez le flacon et secouez-le une centaine de fois.

Posologie

Prendre trois ou quatre gouttes du mélange dans un petit verre d'eau, ou directement sous la langue, en le gardant quelques instants dans la bouche.
- dès le réveil,
- juste avant d'aller se coucher,
- au cours de la journée si on en ressent le besoin ou l'envie., de préférence loin des repas.

Durée de la thérapie

---

[1] Sauf en cas d'intolérance à l'alcool, bien sûr.

Il n'y a pas de durée prédéfinie, puisque les fleurs de Bach agissent sur le plan émotionnel, et que chacun a sa propre sensibilité.

Le plus souvent il sera facile d'observer quand le "traitement" a agi rien qu'en observant le comportement de la personne qui prend les gouttes. Même s'il y a du mieux, il peut être bien de continuer ces fleurs-là quelque temps.

Il se peut aussi que le premier flacon fasse ressurgir des émotions enfouies très profondément et les effets peuvent paraitre désagréables, mais cette aggravation apparente ne dure pas et aura des conséquences positives. Ça entrainera par la suite une sensation de libération qui apaisera[1].

---

[1] Toutes les personnes de ma connaissance qui ont pris des gouttes parlent en effet d'apaisement.

Sans doute allez-vous vous demander ce que vient faire l'EFT[1] dans un livre sur les fleurs de Bach. Si je tiens à mentionner ici cette technique, c'est qu'elle est, à mes yeux, un excellent complément de la florithérapie.

Elle permet d'atténuer les douleurs émotionnelles et physiques, de gérer en douceur ses émotions et d'éliminer celles qui nous bloquent.

Elle est d'une extrême simplicité. Travailler avec l'EFT et les fleurs de Bach en parallèle peut soulager des ressentis émotionnels tels que l'anxiété, le chagrin, la colère, la culpabilité, la dépression, la honte, la peur, la tristesse, etc. Je sais par expérience qu'il y a une belle complémentarité qui permet d'obtenir d'excellents résultats.

Vous trouverez sur internet de nombreuses vidéos[2] sur cette technique.

---

[1] Emotional Freedom Techniques

[2] Je préfère rester impartiale et ne vous donne donc aucune adresse en particulier. Si vous souhaites quelques renseignements à ce sujet, n'hésitez pas à me contacter par mail <u>contact@les-fleurs-du-docteur-bach.com</u>

Annexe 3 - L'antenne de Lecher

L'antenne de Lecher fait partie des outils de radiesthésie.

Ayant une formation de bioénergéticienne, je l'utilise depuis de très nombreuses années pour choisir les fleurs de Bach.

La recherche avec l'antenne permet d'obtenir d'excellents résultats, car on est vraiment certain d'avoir un flacon correspondant à l'état actuel de la personne.

Si vous êtes intéressé par une recherche ou un bilan personnalisé[1], vous pouvez me contacter[2] :
contact@les-fleurs-du-docteur-bach.com

Vous pourrez voir sur mon blog comment je travaille :
http://les-fleurs-du-docteur-bach.com

---

[1] Pour vous renseigner sur les recherches personnalisées, rendez-vous sur la Boutique de mon blog http://les-fleurs-du-docteur-bach.com

[2] L'achat de ce livre vous donne droit à une réduction de 50% sur la première recherche à l'antenne. Mentionnez le code ALZMO quand vous m'écrirez !

Annexe 4 – Gardons espoir !

Je me permets de vous communiquer deux informations que j'ai pu lire dans des revues spécialisées et qui méritent, à mes yeux, qu'on s'y intéresse.

- La première concerne le curcuma

Appelé le "safran du pauvre" il pourrait bien devenir l'un des grands médicaments du XXIe siècle. Selon une équipe de chercheurs américains, il est en effet le traitement le plus efficace jamais testé pour accompagner les Alzheimeriens.

Le fait que le nombre de cas d'Alzheimer soit l'un des plus bas au monde en Inde, grand pays du curcuma, apporte du crédit à cette recherche. Le curcuma exerce une activité protectrice et thérapeutique sur le cerveau et agit contre la dégénérescence des cellules cérébrales.

Les Indiens qui en mettent dans tous leurs plats seraient-ils protégés sans le savoir ?

La deuxième concerne nos neurones.

Contrairement à ce que l'on a longtemps pensé, il est maintenant prouvé scientifiquement que le cerveau peut produire des neurones bien au-delà de 60 ans. Et si on est vigilant et que l'on tient compte de ses besoins, son vieillissement est beaucoup plus lent. Mais je ne veux pas aborder de sujet médical ici.

Je suis déjà heureuse de vous avoir présenté tous les bienfaits des fleurs de Bach.

Annexe 5 - Fiche personnelle

Cochez les fleurs chaque fois qu'une affirmation vous paraît correspondre à votre recherche.

Vous composerez son flacon avec les cinq ou six[1] qui ont le plus de croix .

1 Agrimony		21 Mustard	
2 Aspen		22 Oak	
3 Beech		23 Olive	
4 Centaury		24 Pine	
5 Cerato		25 Red chestnut	
6 Cherry plum		26 Rock rose	
7 Chestnut bud		27 Rock water	
8 Chicory		28 Scleranthus	
9 Clematis		29 Star of Bethlehem	
10 Crab apple		30 Sweet chesnut	
11 Elm		31 Vervain	
12 Gentian		32 Vine	
13 Gorse		33 Walnut	
14 Heather		34 Water violet	
15 Holly		35 White chestnut	
16 Honeysuckle		36 Wild oat	
17 Hornbeam		37 Wild rose	
18 Impatiens		38 Willow	
19 Larch		39 Rescue	
20 Mimulus			

---

[1] Six est un maximum, il peut n'y en avoir que trois ou quatre !

Annexe 6 - Journal de bord

Il peut être intéressant de tenir un journal de bord pour retrouver, le cas échéant, les fleurs qui lui ont fait du bien dans telle ou telle circonstance. Précisez bien s'il y a eu un évènement important dans sa vie au moment du choix des fleurs.

Ce "**suivi de cure**" pourra vous guider :

Date ……………………

Bilan avant la cure

Comment se sent-il avant de commencer les gouttes ?

……………………………………………………………………………………………………

……………………………………………………………………………………………………

Problème à résoudre. Que souhaitez-vous voir changer ?

……………………………………………………………………………………………………

……………………………………………………………………………………………………

Observations durant la cure

Son humeur - Son comportement

……………………………………………………………………………………………………

……………………………………………………………………………………………………

Bilan après la cure

Quels changements constatez-vous ?

……………………………………………………………………………………………………

……………………………………………………………………………………………………

Remarques diverses

……………………………………………………………………………………………………

……………………………………………………………………………………………………

Bibliographie

Ouvrages qui pourront enrichir vos connaissances sur les fleurs de Bach

- "Fleurs de Bach et harmonie intérieure" de S.Schmidt
- "Fleurs de Bach, fleurs de soi" de A. GUIBERT
- "Fleurs de Bach : Savoir les utiliser en applications locales" de Ricardo OROZCO
- "Guéris-toi toi-même" de Edward BACH
- "La Balance émotionnelle : fleurs de Bach et gestion des émotions" de M.Rosselet Capt
- "Le grand livre des fleurs de Bach" de E. Guastala
- "Les 38 quintessences florales du Dr Bach" de Mechthilde Scheffer
- "Les clés de nos états d'âme" de Mechthilde Scheffer

Table des matières

Notes personnelles

Notes personnelles